BEI GRIN MACHT SICH IHR WISSEN BEZAHLT

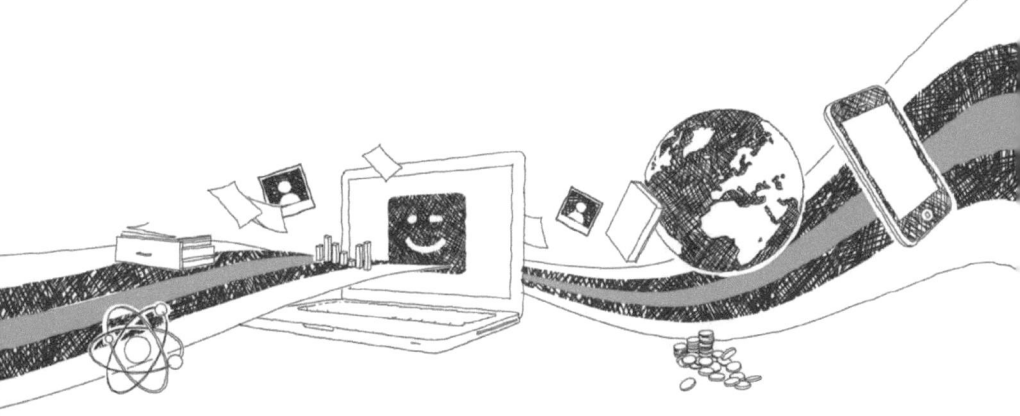

- Wir veröffentlichen Ihre Hausarbeit, Bachelor- und Masterarbeit

- Ihr eigenes eBook und Buch - weltweit in allen wichtigen Shops

- Verdienen Sie an jedem Verkauf

Jetzt bei www.GRIN.com hochladen und kostenlos publizieren

Katarina Stripling

Pränatale Diagnostik

Medizinische und rechtliche Hintergründe - Ethische Bewertungsmöglichkeiten

GRIN Verlag

Bibliografische Information der Deutschen Nationalbibliothek:

Die Deutsche Bibliothek verzeichnet diese Publikation in der Deutschen National-
bibliografie; detaillierte bibliografische Daten sind im Internet über http://dnb.d-
nb.de/ abrufbar.

Impressum:

Copyright © 2011 GRIN Verlag GmbH
Druck und Bindung: Books on Demand GmbH, Norderstedt Germany
ISBN: 978-3-656-04454-3

Pränatale Diagnostik

Medizinische und Rechtliche Hintergründe

Ethische Bewertungsmöglichkeiten

von Katarina Stripling

Leistungsnachweis für die Lehrveranstaltung

Projekte zur Verbesserung des Menschen: Gentechnologie und Enhancement

Technische Universität Dortmund

Fakultät Rehabilitationswissenschaften

Bachelorstudiengang Rehabilitationspädagogik

Wintersemester 2010/2011

Katarina Stripling

Inhaltsverzeichnis

1. Einleitung

Pränatale Diagnostik ist zu einem festen Bestandteil der Schwangerenvorsorge in Deutschland und in vielen anderen westlichen Ländern geworden. Schwangere Frauen werden nicht nur dahingehend untersucht, dass Komplikationen in der Schwangerschaft oder bei der Geburt frühzeitig erkannt werden, sondern auch auf genetische Defekte oder Fehlbildungen, die das Ungeborene aufweisen kann. Gerade weil pränataldiagnostische Verfahren heute zur Alltagspraxis von Gynäkologen und Geburtshelfern gehören und zu Routineuntersuchungen für schwangere Frauen geworden sind, ist es wichtig, sie auf ihre moralische Vertretbarkeit hin zu untersuchen. Ein zentraler Bezugspunkt in der folgenden Betrachtung soll dabei die Verbindung sein, die sich zwischen Befunden der Pränatalen Diagnostik und selektiven Schwangerschaftsabbrüchen feststellen lässt.

Zunächst sollen fundamentale Aspekte der Phänomene „Pränatale Diagnostik" und „Schwangerschaftsabbruch" dargelegt werden. Das Kapitel zur pränatalen Diagnostik geht auf einige häufig praktizierte Methoden vorgeburtlicher Diagnostik und die mit ihnen verbundenen Möglichkeiten und Risiken ein. Anschließend werden die rechtlichen Rahmenbedingungen erläutert, die die Praxis der pränatalen Diagnostik bestimmen. Zum Phänomen Schwangerschaftsabbruch werden ebenfalls Möglichkeiten und Methoden sowie potentielle Risiken desselben thematisiert. Auch hier findet eine Darstellung der rechtlichen Hintergründe statt, wobei unter anderem auf die Gesetzesänderung zur Abtreibungsregelung von 1995 eingegangen wird.

Im zweiten Teil dieser Arbeit wird untersucht, inwiefern pränatale Diagnostik für sich allein einen ethischen Problembereich darstellt oder ob vorgeburtliche Diagnosemethoden erst durch eine Koppelung an die Möglichkeit zu einem Schwangerschaftsabbruch zum moralischen Problemfall werden. Hierzu wird zunächst der Zusammenhang zwischen Befunden der pränatalen Diagnostik und Schwangerschaftsabbrüchen mit Hilfe statistischer Daten geklärt. Daraufhin wird untersucht, inwiefern pränataldiagnostische Methoden das Schwangerschaftserleben von Frauen beeinflussen oder verändern können. Abschließend wird dargestellt, welche Bedeutung Menschen mit Behinderung pränataler Diagnostik und selektiven Schwangerschaftsabbrüchen beimessen.

2. Zur Pränatalen Diagnostik

Im Folgenden soll eine Auswahl häufig angewandter Methoden der Pränatalen Diagnostik vorgestellt werden. Dabei wird sowohl auf Möglichkeiten als auch auf Risiken eingegangen, die diese mit sich bringen. Anschließend werden die rechtlichen Rahmenbedingungen im Zusammenhang mit pränataler Diagnostik dargelegt.

2.1. Möglichkeiten und Methoden

Bei der pränatalen Diagnostik werden invasive von nicht invasiven Methoden unterschieden. Unter invasiven Methoden versteht man solche, bei denen in die Gebärmutter der untersuchten Frau eingedrungen wird, während dies bei nicht invasiven Methoden nicht der Fall ist. Zu den in der Schwangerschaftsvorsorge am häufigsten angewandten nicht invasiven Methoden gehören Ultraschalluntersuchungen, der Triple Test sowie der FISH-Test. Weit verbreitete invasive Methoden sind die Chorionzottenbiopsie und die Amniozentese. Diese sollen im Folgenden genauer erläutert werden.

Bei einer Ultraschalluntersuchung wird ein Schallkopf über den Bauch der Schwangeren bewegt, um Schallwellen auf einem Bildschirm sichtbar zu machen. Diese Untersuchung findet im Normalfall ein- bis dreimal im Schwangerschaftszeitraum statt und dient je nach Stadium der Schwangerschaft einem anderen Zweck. Im ersten Schwangerschaftsdrittel wird untersucht, ob der Embryo lebt und sich in die Gebärmutterschleimhaut eingenistet hat.[1]
Im zweiten Drittel der Schwangerschaft wird zum Einen die Entwicklung der Organe und einzelner Körperteile des Kindes kontrolliert, zum Anderen ist ab diesem Zeitpunkt die Suche nach sogenannten Chromosomenmarkern möglich. Diese sind Hinweiszeichen, aufgrund derer das Risiko des Kindes errechnet wird, bestimmte chromosomal bedingte Erkrankungen zu erleiden. Somit kann die Ultraschalldiagnostik bloß auf solche Erkrankungen hinweisen, die mit Fehlbildungen einhergehen.[2]

---

[1] Vgl. Bühler, Erika/Schaefer, Wiebke (1997), S.28f
[2] Vgl. Kurmann, Margaretha (2002), S.33

Auch im letzten Schwangerschaftsdrittel werden die Organe und Körperteile des Kindes untersucht. Darüber hinaus dient die Ultraschalluntersuchung in diesem Stadium der Schwangerschaft der Geburtsvorbereitung, da sie beispielsweise frühzeitig die Notwendigkeit eines Kaiserschnitts anzeigen kann.[3]

Eine weitere nicht invasive Methode der Pränatalen Diagnostik ist der sogenannte Triple Test. Hierbei wird der Mutter zwischen der 16. und 18. Schwangerschaftswoche eine Blutprobe entnommen und auf bestimmte Substanzen untersucht, die auf ein erhöhtes oder niedriges Risiko für das Kind, Missbildungen oder Chromosomenstörungen aufzuweisen, schließen lassen. Bei dem Triple Test ist zu beachten, dass dieser keine Tatsachen sichtbar macht, sondern bloß Risikozahlen liefert. Daher stellt dieser Test häufig den Einstieg in weitere, oft invasive, Untersuchungen dar.[4]

Der FISH-Schnelltest, also die Fluoreszenz-In-Situ-Hybridisierung, hat das Ziel, die Chromosomen 13, 18, 21, X und Y auf nummerische Abweichungen zu untersuchen. Dazu werden Fruchtwasserzellen entnommen und die darin enthaltenen ausgewählten Chromosomen punktuell sichtbar gemacht. Dieser Test hat zwar den Vorteil, bereits innerhalb von 24 Stunden ein Ergebnis liefern zu können, allerdings kann das Ergebnis bloß als ein vorläufiges betrachtet werden, da durch das nur punktuelle sichtbar Machen der Chromosomen auch Störungen übersehen werden können. Daher sind auch bei diesem Test weitere Untersuchungen nötig, um zu einem klaren Ergebnis zu kommen.[5]

Eine häufig angewandte invasive Methode ist die Chorionzottenbiopsie. Dabei wird eine Probe des kindlichen Teils der Plazenta durch die Vagina oder die Bauchdecke der Mutter entnommen und auf Chromosomenstörungen oder im Verdachtsfall auf eine bestimmte erblich bedingte Erkrankung untersucht. Hierbei ist zu beachten, dass solche Störungen, die alle Zellen des Kindes betreffen (wie beispielsweise Trisomien) recht zuverlässig diagnostiziert werden können, jedoch solche Erkrankungen, die nicht alle Zellen des Kindes betreffen, sogenannte Mosaike, nicht immer gefunden und nie ausgeschlossen werden können.

---

[3] Vgl. Bühler, Erika/Schaefer, Wiebke (1997), S.29
[4] Vgl. ebenda, S.33ff
[5] Vgl. Kurmann, Margaretha (2002), S.35

In der Regel findet die Untersuchung nur einmal während der Schwangerschaft statt, doch in den seltenen Fällen eines unklaren Befundes ist eine Wiederholung oder eine zusätzliche andere Untersuchung nötig, um ein sicheres Ergebnis zu erhalten. [6]

Eine zusätzliche weit verbreitete invasive Untersuchungsmethode ist die Amniozentese oder auch Fruchtwasserpunktion, bei der zwischen der 15. und 18. Schwangerschaftswoche durch die Bauchdecke der schwangeren Frau Fruchtwasser entnommen wird. In dem Fruchtwasser befinden sich Zellen des Embryos, welche es ermöglichen, den Chromosomensatz des Ungeborenen zu untersuchen. Die Untersuchung ist sehr zuverlässig und wird daher häufig angewandt, doch ähnlich wie bei der Chorionzottenbiopsie können auch durch die Fruchtwasserpunktion keine Störungen ausgeschlossen werden, welche nicht alle Zellen des Kindes betreffen. Zudem kann bei vielen erblich bedingten Störungen die Schwere des Krankheitsbildes nicht vorhergesagt werden. [7]

2.2. Risiken

Die Methoden der Pränatalen Diagnostik bringen nicht bloß Möglichkeiten, sondern auch eine Reihe von Risiken mit sich. Hier wird die Unterscheidung zwischen invasiven und nicht invasiven Untersuchungsmethoden wichtig, denn diese können sich sehr unterschiedlich auf die Schwangerschaft auswirken.

Nicht invasive Methoden der Pränatalen Diagnostik führen zu keinen nachweisbaren physischen Beeinträchtigungen bei der Mutter oder beim Kind. Allerdings können sie das Schwangerschaftsempfinden der Frau beeinflussen und bilden häufig den Einstieg in weitere, risikoreichere Untersuchungen. [8]

---

[6] Vgl. Bühler, Erika/Schaefer, Wiebke (1997), S.39ff
[7] Vgl. ebenda, S.44ff
[8] Vgl. Bodes, Silvia (1999), S.25

Diese weiterführenden, invasiven Untersuchungen können tatsächlich erhebliche physische Folgen mit sich bringen. Bei der Chorionzottenbiopsie etwa liegt die Fehlgeburtenrate zwischen 1% und 5 %.[9] Darüber hinaus kann es zu Missbildungen an den Fingern, Zehen, an der Zunge und am Unterkiefer des Kindes kommen, vor allem wenn der Eingriff vor der zehnten Schwangerschaftswoche vorgenommen wird. Für die Frau bestehen keine erheblichen gesundheitlichen Risiken, es ist jedoch möglich, dass nach dem Eingriff Schmerzen und Blutungen entstehen.[10]

Wie die Chorionzottenbiopsie bringt auch die Amniozentese ein Fehlgeburtenrisiko mit sich, das mit etwa 1% jedoch ein wenig niedriger ist. Auch das Verletzungsrisiko für das Kind ist sehr gering, kann aber nicht ganz ausgeschlossen werden.[11] Weitere Risikofaktoren bei der Amniozentese können Krämpfe, Wehen, der Verlust von Fruchtwasser und leichte Blutungen sein.[12]

2.3. Rechtliche Hintergründe

Bisher gibt es keine gesetzlichen Regelungen für die Pränatale Diagnostik. Allerdings haben Frauen durch die Mitgliedschaft in einer Krankenkasse einen Anspruch auf medizinische Vorsorge während der Schwangerschaft, welche auch die Pränatale Diagnostik mit einschließt. Leistungen, die von der Krankenkasse getragen werden, sind in den Mutterschafts-Richtlinien geregelt, die erstmals 1966 vom Bundesausschuss der Ärzte und Krankenkassen erlassen wurden. Diese Mutterschafts-Richtlinien geben den durchschnittlichen Ablauf der Schwangerenvorsorge durch einen Gynäkologen vor, wobei die Frau jedoch die Möglichkeit hat, über Art und Umfang der Vorsorge im Einzelnen zu entscheiden und jede Leistung abzulehnen.[13]

---

[9] Vgl. Bühler, Erika/Schaefer, Wiebke (1997), S.42; Bodes, Silvia (1999), S.25
[10] Vgl. Bodes (1999), S.25
[11] Vgl. Bühler, Erika/Schaefer, Wiebke (1997), S.47
[12] Vgl. Bodes (1999), S.25
[13] Vgl. Lux, Vanessa (2005), S.10f

Einen umfassenderen Geltungsbereich als die Mutterschafts-Richtlinien haben die Richtlinien zur Pränataldiagnostik der Bundesärztekammer, welche 1998 erlassen wurden. Diese beziehen sich nicht nur auf von den Krankenkassen getragene Leistungen, sondern auch auf privat bezahlte Leistungen und Maßnahmen, welche zu Forschungszwecken durchgeführt werden. Die Richtlinien regeln das ärztliche Handeln, vor allem aber auch die Information und Beratung der Schwangeren. Zudem sollen sie eine Entscheidungshilfe zum Abbruch oder zur Fortsetzung einer Schwangerschaft ermöglichen.[14]

---

[14] Vgl. ebenda, S.14

3. Zum Schwangerschaftsabbruch

Im Folgenden wird dargelegt, welche Methoden zum Abbruch einer Schwangerschaft aktuell praktiziert werden. Zudem wird auf die damit verbundenen Risiken für die Mutter sowie auf die rechtliche Lage zum Schwangerschaftsabbruch eingegangen.

3.1. Möglichkeiten und Methoden

Bei der Wahl der Methode zum Schwangerschaftsabbruch kommt es hauptsächlich auf das Stadium der Schwangerschaft an. Zu wählen ist zwischen einem instrumentellen und einem medikamentösen Abbruch, wobei in manchen Fällen beide Wege miteinander kombiniert werden.[15]

Im ersten Schwangerschaftsdrittel ist noch ein rein medikamentöser Abbruch möglich. Dieser wird, insofern keine gesundheitlichen Risiken seitens der Frau bestehen, ambulant durchgeführt. Dabei werden der Schwangeren nach einer vorausgegangenen gynäkologischen Untersuchung Medikamente verabreicht, die in den meisten Fällen nach 48 bis 72 Stunden zum Absterben des Embryos führen. Bei einem geringen Teil der Frauen misslingt der medikamentöse Abbruch, sodass eine instrumentelle Ausräumung der Gebärmutter vorgenommen wird.[16]

In den ersten drei Monaten einer Schwangerschaft ist es möglich, eine Saugkürettage durchzuführen. Dabei wird der Frau eine Kunststoff- oder Metallkanüle in den Uterus eingeführt, über die durch Erzeugen eines Unterdrucks der Inhalt der Gebärmutter abgesaugt wird.[17]

---

[15] Vgl. Stauber, Manfred/Weyerstahl, Thomas (2007), S.425
[16] Vgl. Gembruch et al. (2010), S.120
[17] Vgl. Stauber, Manfred/Weyerstahl, Thomas (2007), S.426

Im zunehmenden Schwangerschaftsalter werden Wehen auslösende Methoden angewandt. Diese werden zumeist in Kliniken durchgeführt. Die medikamentös ausgelösten Wehen führen zu einer Totgeburt, wobei bei unvollständiger Plazenta auch eine anschließende Kürettage zur Entleerung der Gebärmutter nötig ist.

Je fortgeschrittener die Schwangerschaft ist, desto wahrscheinlicher ist es, dass der Fetus lebend geboren wird. Um dies zu vermeiden, wird meist, in Absprache mit den Eltern, zunächst ein Fetozid durch eine Injektion in die Nabelvene oder das Herz des Fetus durchgeführt.[18]

3.2. Risiken

Ein Schwangerschaftsabbruch kann eine Reihe von Komplikationen und Risiken mit sich bringen, deren Auftreten desto wahrscheinlicher ist je später im Verlauf der Schwangerschaft der Abbruch stattfindet.[19]

Bei instrumentellen Schwangerschaftsabbrüchen können durch Verletzungen mit den verwendeten Instrumenten Sofortkomplikationen auftreten. Es ist möglich, dass bei einem Eingriff die Uteruswand durchbrochen wird. Treten dabei noch Darm- oder Gefäßverletzungen auf, kann dies für die Frau lebensbedrohlich sein. Dieser Fall tritt zwar nur selten auf, kann aber nicht ganz ausgeschlossen werden.[20]

Wenn ein Schwangerschaftsabbruch durch wehenauslösende Medikamente herbeigeführt wird, kann es während des Abbruchs zu Übelkeit, Erbrechen, Bauchkrämpfen und Fieber kommen.[21] Zu den nicht unmittelbar, aber früh auftretenden Komplikationen gehört unter anderem das Risiko einer Infektion, die letztlich zu einer lebensbedrohlichen Sepsis führen kann.

---

[18] Vgl. Gembruch et al.(2010), S.122
[19] Vgl. Stauber, Manfred/Weyerstahl, Thomas (2007), S.427
[20] Vgl. ebenda
[21] Vgl. Gembruch et al. (2010), S.122

Das Risiko wird auf bis zu zehn Prozent geschätzt, kann aber durch eine vorsorgliche Behandlung mit Antibiotika minimiert werden. Darüber hinaus können kurz nach einem Schwangerschaftsabbruch Nachblutungen auftreten.[22]

Nach einem Schwangerschaftsabbruch ist es durchaus möglich, dass Spätkomplikationen auftreten. Hierzu zählen unter anderem Unterbauchschmerzen und Sexualstörungen. Auch sind Sterilität sowie unterschiedliche Komplikationen bei späteren Schwangerschaften keine Seltenheiten.[23]

Nicht zu unterschätzen sind die psychischen Auswirkungen, die ein Schwangerschaftsabbruch mit sich bringen kann. Viele Frauen zeigen nach einer Abtreibung depressive Reaktionen sowie starke Schuldgefühle.[24]

3.3. Rechtliche Hintergründe

Die gesetzlichen Grundlagen zum Schwangerschaftsabbruch werden im §218 StGB geregelt, der seit 1995 in einer erneuerten Fassung gültig ist. In der alten Fassung führten drei Indikationen dazu, dass ein Schwangerschaftsabbruch straffrei bleibt. Das war neben der kriminologischen und der medizinischen auch die embryopathische oder eugenische Indikation, welche es ermöglichte, eine Abtreibung aufgrund einer Schädigung des Ungeborenen vornehmen zu lassen.[25] Der Abbruch einer Schwangerschaft war unter diesen Umständen allerdings nur bis zur 22. Schwangerschaftswoche straffrei.[26]

Mit dem Ziel, einer Diskriminierung von Menschen mit Behinderung entgegenzuwirken, entstand 1995 die neue Fassung des §218 StGB. Darin wurde die embryopathische Indikation abgeschafft und die medizinische Indikation ausgeweitet, nach der ein Schwangerschaftsabbruch möglich ist,[27]

---

[22] Vgl. ebenda, S.121
[23] Vgl. Stauber, Manfred/Weyerstahl, Thomas (2007), S.427f
[24] Vgl. ebenda
[25] Vgl. Baumgärtner, Sandra (2003), S.16f
[26] Vgl. Lux, Vanessa (2005), S.44
[27] Vgl. ebenda

„wenn der Abbruch der Schwangerschaft unter Berücksichtigung der gegenwärtigen und zukünftigen Lebensverhältnisse der Schwangeren nach ärztlicher Erkenntnis angezeigt ist, um die Gefahr für das Leben oder die Gefahr einer schwerwiegenden Beeinträchtigung des körperlichen oder seelischen Gesundheitszustandes der Schwangeren abzuwenden, und die Gefahr nicht auf eine andere für sie zumutbare Weise abgewendet werden kann."[28]

Durch diese Ausweitung der medizinischen Indikation ist es weiterhin möglich, einen Schwangerschaftsabbruch aufgrund einer Fehlbildung des Ungeborenen straffrei vornehmen zu lassen. Somit liegt also der tatsächliche Unterschied zwischen der alten und der neuen Regelung nicht im Ausschluss selektiver Schwangerschaftsabbrüche, sondern darin, dass die psychische Gesundheit der Mutter statt der Schädigung des Kindes in den Mittelpunkt rückt.

Darüber hinaus entfällt in der neuen Fassung auch die zeitliche Regelung weg, nach der ein Abbruch nur bis zur 22. Schwangerschaftswoche möglich war.[29]

---

[28] § 218a, Abs. 2 StGB
[29] Lux, Vanessa (2005), S.44ff

4. Pränatale Diagnostik als ethischer Problembereich

Verfahren der Pränatalen Diagnostik sind mittlerweile zu einem festen Bestandteil der Schwangerenvorsorge geworden, was eine ethische Reflexion dieser unumgänglich macht. Im Folgenden wird auf den Zusammenhang eingegangen, der zwischen pränataldiagnostischen Befunden und selektiven Schwangerschaftsabbrüchen besteht. Daraufhin wird aufgezeigt, inwiefern Pränatale Diagnostik das Schwangerschaftserleben der Frau beeinflussen kann und welche Bedeutung ihr von Menschen mit Behinderung beigemessen wird.

4.1. Der Zusammenhang zwischen Pränataler Diagnostik und selektiven Schwangerschaftsabbrüchen

Die Annahme, Pränatale Diagnostik führe zu Kindergesundheit im Mutterbauch, ist als problematisch einzuschätzen. Es gibt kaum Möglichkeiten der vorgeburtlichen Therapie. Hierdurch wird das eigentliche Ziel der Pränatalen Diagnostik deutlich: Ihre Aufgabe ist die systematische Suche nach Defekten und Normabweichungen bei Ungeborenen, um der werdenden Mutter anschließend freizustellen, wie sie mit dem Wissen um ihr ungeborenes Kind umgehen will.[30]

Somit ist Pränatale Diagnostik eng mit dem Problemkomplex des Schwangerschaftsabbruchs verbunden. Schwangerschaftsabbrüche aufgrund von pränataldiagnostischen Befunden sind selektiv, der Abbruch findet also aufgrund bestimmter Merkmale statt, die das Ungeborene aufweist. Dies zeigt sich vor allen dann deutlich, wenn eine zuvor gewollte Schwangerschaft nach einem auffälligen Befund beendet wird.[31]

---

[30] Vgl. Schindele, Eva (1992), S.196
[31] Vgl. Dederich, Markus (2000), S.268

Wie viele Frauen in Deutschland tatsächlich wegen einer Schädigung des Kindes einen Schwangerschaftsabbruch vornehmen lassen, kann nur schwer nachvollzogen werden, da Abbrüche seit 1996 nicht mehr nach dem Vorliegen eines positiven Befunds erfasst werden. Zur Verfügung steht nur die Gesamtzahl der Abtreibungen nach medizinischer Indikation.[32]

Somit kann zwar nicht festgestellt werden, ob die Abschaffung der embryopathischen Indikation in der deutschen Gesetzgebung zu einer sinkenden Rate selektiver Schwangerschaftsabbrüche geführt hat, doch können Studien aus dem Ausland Aufschluss darüber geben, inwiefern Pränatale Diagnostik tendenziell Frauen in ihrer Entscheidung für oder gegen ein Kind beeinflusst.[33]

In einer Studie von Mansfield et al. von 1999 wurden die Abbruchraten nach pränatalen Untersuchungen in Abhängigkeit von den diagnostizierten Schädigungen untersucht. Die erhobenen Daten stammen zum größten Teil aus dem britischen und US-amerikanischen Raum. Die Studie zeigte, dass sich im Falle einer pränatal diagnostizierten Trisomie 21 92% der Frauen für einen Schwangerschaftsabbruch entschieden. Beim Turner Syndrom entschieden sich 64% der Frauen für einen Abbruch, bei Spina Bifida waren es 64%.

Die vorliegende Studie zeigt einen engen Zusammenhang zwischen dem jeweils diagnostizierten Merkmal des Ungeborenen und der Wahrscheinlichkeit eines darauf folgenden Schwangerschaftsabbruchs. Vor allem aber legt sie dar, dass ein auffälliger Befund welcher Art auch immer für viele Frauen einen ausschlaggebenden Grund für einen Schwangerschaftsabbruch darstellt. [34]

---

[32] Vgl. Lux, Vanessa (2005), S.48
[33] Vgl. ebenda, S.48ff
[34] Vgl. ebenda, S.50f

4.2. Auswirkungen der Pränatalen Diagnostik auf das Schwangerschaftserleben der Frau

Die Weiterentwicklung pränataldiagnostischer Methoden wirkt sich in einem nicht zu unterschätzenden Ausmaß auf das Schwangerschaftsempfinden von Frauen aus. Zwar ist die Schwangerschaft ein ursprünglich natürlicher Prozess, doch ist sie durch das Fortschreiten von Medizin und vorgeburtlichen Untersuchungsmethoden zunehmend zu einem Vorgang geworden, der sich naturwissenschaftlich untersuchen und von Menschenhand kontrollieren und beeinflussen lässt.[35]

Während der Schwangerschaft befinden sich Frauen in einem Ausnahmezustand, der in ihnen Verunsicherung und die Angst davor, etwas falsch zu machen, hervorruft. Daher begeben sie sich in die Obhut der Medizin, infolge dessen sie bei der Schwangerenvorsorge unter dem nüchternen Blick des Arztes auf ihre körperlichen Funktionen und biologischen Vorgänge reduziert werden. Angesichts der technischen Hilfsmittel und Apparaturen des Arztes werden die individuelle Befindlichkeit und das Körperempfinden der Frau als irrelevant wahrgenommen und der eigenen Körperlichkeit und Intuition wird misstraut.[36]

Diese Verschiebung vom Atechnisch-Körperlichen hin zur Technisierung hat auch zur Folge, dass sich die Beziehung zwischen Mutter und Kind verändert. Zwar können visualisierende Techniken der Pränatalen Diagnostik, wie etwa der Ultraschall, die Bindung der Mutter zum Kind intensivieren, doch wird die Mutter-Kind-Beziehung durch pränataldiagnostische Methoden qualitativ betrachtet objektiver. War die Beziehung ursprünglich von Emotionen, Hoffnungen und Erwartungen geprägt, über die das Kind im Verborgenen keine Auskünfte zuließ, so ist diese mit zunehmender Technisierung der Schwangerschaft nun vielmehr an wissenschaftlichen Befunden orientiert.[37]

Die qualitative Veränderung der Beziehung hängt mit dem Hinzukommen einer dritten Instanz neben Mutter und Kind zusammen, der Medizin. Ihre Aufgabe ist es, den Verlauf der Schwangerschaft zu überwachen und eventuelle Abweichungen frühzeitig festzustellen. Ihre

---

[35] Vgl. Dederich, Markus (2000), S.265
[36] Vgl. Schindele, Eva (1992), S.32ff
[37] Vgl. Dederich, Markus (2000), S.257

14

Legitimation erhält diese dritte Instanz dadurch, dass die Schwangerschaft von einem Naturvorgang zu einem risikobehafteten Prozess umgedeutet wird, der erst durch die Medizin kontrollierbar wird.[38]

Aufgrund dieser Umdeutung der Schwangerschaft zu einem Risiko hat sich auch der Begriff der elterlichen Verantwortung gewandelt. Nimmt eine Frau die Möglichkeiten, die ihr die pränatale Medizin bietet, nicht wahr, so gilt dieses Verhalten als verantwortungslos. Etwas weiter gedacht kann eine solche Betrachtungsweise bedeuten, die Geburt eines behinderten Kindes nicht zu verhindern sei verantwortungslos. [39]

Zudem kommt die Entwicklung, dass sich auch das Verständnis der Mutterschaft verändert hat. Heutzutage neigen Frauen dazu, sich sehr bewusst für ein Kind zu entscheiden. Das Kind muss sich gut in die individuelle Lebensplanung einfügen und soll diese nicht durcheinanderbringen. Mit der bewussten Einplanung des Kindes in ihren Lebensentwurf steigen auch die Ansprüche der Mutter an dieses.[40]

So lassen sich viele Frauen, insbesondere solche, die als sogenannte „Risikoschwangere" gelten, auf invasive Tests, die über die routinemäßige Schwangerenvorsorge hinausgehen, ein. Diese Frauen wehren meist eine Beziehung zu dem Ungeborenen ab, um sich vor einer engen Bindung zu schützen, bevor sicher ist, ob sie das Kind auch behalten wollen. Dieser „Konflikt zwischen Kopf und Bauch" verändert das Erleben der Schwangerschaft stark, da die ersten Wochen oder sogar Monate der Schwangerschaft eher von Unsicherheit und Zweifeln statt von einer sich aufbauenden Beziehung zum Kind geprägt sind. [41]

Die Belastung, die das Warten auf einen Befund vorgeburtlicher Diagnosen für eine Frau darstellen kann, ist nicht zu unterschätzen. Viele Betroffene fühlen sich während der Wartezeit sehr angespannt, aufgewühlt und angsterfüllt. Sie zeigen Symptome wie Schlaflosigkeit und Herzrasen oder psychosomatische Reaktionen wie frühzeitige Wehen und schweres Schwangerschaftserbrechen. Das Durchleben einer solchen Zeit kann sich, unabhängig davon, welchen Befund die pränatale Untersuchung liefert, negativ auf die

---

[38] Vgl. ebenda
[39] Vgl. Willenbring, Monika (1999), S.52
[40] Vgl. Willenbring, Monika (1999), S.47f
[41] Vgl. Schindele, Eva (1992), S.184ff

Schwangerschaft auswirken. Zudem ist zu erwähnen, dass viele Schwangere ein schlechtes Gewissen bekommen, weil sie das Ungeborene nicht so bedingungslos annehmen können, wie sie es sich wünschen.[42]

Die Auswirkungen zusätzlicher pränataler Untersuchungen betreffen nicht nur Frauen, bei denen ein auffälliger Befund festgestellt wird und die dadurch in die Bedrängnis geraten, sich für oder gegen das Kind zu entscheiden. Auch wenn kein auffälliger Befund vorliegt, entsteht bei Schwangeren eine emotionale Distanz zum Ungeborenen, die sich zumindest über den Zeitraum von der Untersuchung bis zur Ergebnisbekanntgabe erstreckt.[43]

4.3. Die Bedeutung der pränatalen Diagnostik für Menschen mit Behinderung

Die systematische Fehlersuche durch pränatale Diagnostik und die daraus resultierenden selektiven Schwangerschaftsabbrüche wirken sich nicht nur auf das ungeborene behinderte Leben aus. Tatsächlich fühlen sich auch viele lebende Menschen mit Behinderung von den realen Zusammenhängen zwischen Befunden der Pränatalen Diagnostik und Schwangerschaftsabbrüchen, wie sie in Kapitel 4.1 dargelegt wurden, diskriminiert. Behindertenorganisationen begründen dies vor allem damit, dass behinderte Menschen, die heute leben, möglicherweise gar nicht erst zur Welt gekommen wären, wenn die Pränataldiagnostik bereits zum Zeitpunkt der eigenen Geburt auf dem gleichen Stand wäre wie heute.[44]

Pränatale Diagnostik steht, insofern sie an die Option zum Schwangerschaftsabbruch gekoppelt ist, immer im Zusammenhang mit einer Bewertung von Behinderung. Ein Embryo ohne auffälligen Befund wird gegenüber einem Embryo mit auffälligem Befund priorisiert, da ihm ein Lebensrecht zugesprochen wird, welches bei Ersterem zunächst in Frage steht. Diese Ungleichbehandlung beruht bloß auf dem Merkmal der Abweichung, worin sich eine Negativbewertung von Behinderung im Allgemeinen zeigt.

---

[42] Vgl. ebenda, S.187f
[43] Vgl. ebenda, S.184
[44] Vgl. Gerdts, Jan (2009), S.44f

Wenn also ein Mensch mit Behinderung eben dieses Merkmal aufweist, welches der Grund dafür ist, dass einem Embryo das Lebensrecht abgesprochen wird, so ist es verständlich, dass dieser Mensch sich stark gekränkt fühlt.[45]

Dass selektive Schwangerschaftsabbrüche keine Einzelfälle sind, sondern mittlerweile eine Standartreaktion auf einen auffälligen Befund bilden, weist auf eine grundsätzliche Haltung der Gesellschaft zu Behinderung und Behinderten Menschen hin.[46] Behinderung wird als Belastung und Minderung der Lebensqualität wahrgenommen, sowohl für den Betroffenen selbst, als auch für die Angehörigen und die Gesamtgesellschaft.[47] Diese Gleichsetzung von Behinderung und Leid bildet die Grundlage der Entscheidungen für einen selektiven Schwangerschaftsabbruch.

Dies ist insofern besonders problematisch, dass nicht immer, aber häufig eine Diskrepanz zwischen dem Selbstbild von Menschen mit Behinderung und den Fremdbildern außenstehender Personen besteht, wobei aber die Auffassung Außenstehender eher handlungsrelevant ist. Ein Embryo mit auffälligem Befund kann nicht sagen, ob ihm durch seine Abweichung ein solches Leid bevorsteht, das sein Leben nicht lebenswert macht. Die Entscheidungsmacht haben letztendlich die Eltern.[48]

Eine mögliche Gefahr, die pränatale Selektion mit sich bringt, sind entsolidarisierende Folgen in Bezug auf Behinderung. Wird Behinderung als vermeidbares Übel empfunden, kann es durchaus zu einer schlechteren Auffassung gegenüber Behinderten im Allgemeinen kommen. Neben dem Druck, der auf Schwangeren mit auffälligem Befund lastet, behindertes Leben zu vermeiden (siehe Kapitel 4.2.), ist es auch denkbar, dass die Integration bereits lebender Menschen mit Behinderung erschwert wird.[49]

Nicht zu unterschätzen ist auch die potentielle Schwächung des Selbstbildes von Behinderten. Betroffene können durch praktizierte pränatale Selektion das Gefühl bekommen, gerade wegen ihrer Behinderung in der Gesellschaft unerwünscht zu sein. Da eine Behinderung einen

---

[45] Vgl. ebenda, S.47
[46] Vgl. ebenda, S. 53
[47] Vgl. Dederich, Markus (2009), S.97f
[48] Vgl. Gerdts, Jan (2009), S.50ff
[49] Vgl. Dederich, Markus (2009), S.98

Menschen in seiner ganzen Persönlichkeit prägen kann, fühlen viele Betroffene sich nicht nur in Bezug auf ihre Abweichung diskriminiert, sondern in ihrem Selbstbild und in ihrer Identität in Frage gestellt.[50]

---

[50] Vgl. Gerdts, Jan (2009), S.46

5. Fazit

Die vorliegende Arbeit hat gezeigt, dass eine Unterscheidung zwischen invasiven und nicht invasiven Methoden der Pränataldiagnostik wichtig ist. Nicht invasive Untersuchungen bringen zwar keine reellen physischen Risiken für Mutter und Kind mit sich, liefern jedoch manchmal keine eindeutigen Ergebnisse, weshalb sie oft den Einstieg in weitere risikoreichere Untersuchungen bilden.

Invasive pränataldiagnostische Methoden liefern zwar eindeutigere Befunde, können aber unter anderem Verletzungen des Ungeborenen oder sogar dessen Tod zur Folge haben. Der Anspruch einer Frau auf vorgeburtliche diagnostische Untersuchungen ergibt sich aus ihrer Mitgliedschaft in einer Krankenkasse. Die ihr zustehenden Leistungen werden in den Mutterschafts-Richtlinien festgelegt, wobei die Frau das Recht darauf hat, den Umfang und die Art der Leistungen ihren Wünschen entsprechend einzuschränken.

Bei einem Schwangerschaftsabbruch wird die angewandte Methode nach dem Stadium der Schwangerschaft ausgesucht. Während im ersten Schwangerschaftsdrittel noch ein rein medikamentöser Abbruch möglich ist, muss zu einem späteren Zeitpunkt ein instrumenteller Abbruch oder ein kombiniertes Verfahren durchgeführt werden. Bei Spätabbrüchen werden frühzeitig Wehen eingeleitet, wobei jedoch die Gefahr besteht, dass das Kind den Abbruch überlebt. Um diesem Fall vorzubeugen, wird nach Absprache mit den Eltern ein sogenannter Fetozid durchgeführt.

Ein Schwangerschaftsabbruch kann für die Frau erhebliche negative Folgen mit sich bringen. Es besteht die Gefahr einer Infektion oder einer Verletzung durch die verwendeten Instrumente, was zu Tod der Frau führen kann. Auch können langfristige Folgen wie Sterilität oder Komplikationen bei späteren Schwangerschaften auftreten. Vor allem aber haben Betroffene mit psychischen Folgen zu kämpfen, die sich oft in Depressionen oder Schuldgefühlen äußern.

Die rechtliche Regelung von Schwangerschaftsabbrüchen hat sich seit 1995 geändert. War es vorher möglich eine Abtreibung aufgrund einer Fehlbildung des Ungeborenen straffrei durchführen zu lassen, so ist dies heute nicht mehr erlaubt.

Allerdings wurde die medizinische Indikation ausgeweitet, weshalb es einer Frau nun möglich ist, einen Abbruch vornehmen zu lassen, wenn sie ihre eigene Gesundheit dadurch gefährdet sieht, ein behindertes Kind zur Welt bringen zu müssen. Auch eine zeitliche Begrenzung für Schwangerschaftsabbrüche wurde 1995 abgeschafft, wodurch nun auch Spätabbrüche möglich sind.

Eine ethische Betrachtung des Themenbereiches „Pränatale Diagnostik" macht es unumgänglich, diesen im Zusammenhang mit selektiven Schwangerschaftsabbrüchen zu untersuchen. Die vorliegende Arbeit zeigt, dass das primäre Ziel pränataldiagnostischer Methoden nicht die vorgeburtliche Heilung kranker Ungeborener ist, da kaum entsprechende Möglichkeiten bestehen. Vielmehr geht es um eine systematische Suche nach Fehlbildungen.

Wie Untersuchungen aus dem britischen und US-amerikanischen Raum zeigen, bilden die Befunde dieser Suche in vielen Fällen einen auschlaggebenden Grund für einen Schwangerschaftsabbruch. Daher muss pränatale Diagnostik immer im Zusammenhang mit der Möglichkeit zu einem Schwangerschaftsabbruch betrachtet werden.

Doch auch unabhängig von der Problematik der Schwangerschaftsabbrüche bietet die pränatale Diagnostik Diskussionsraum. Durch die fortschreitende Weiterentwicklung pränataldiagnostischer Methoden ist die Schwangerschaft von einem natürlichen Prozess vermehrt zu einem risikobehafteten Prozess umdefiniert worden, der kontrollierbar ist und kontrolliert werden sollte. Dementsprechend hat sich auch die Beziehung zwischen Mutter und Kind in eine eher objektive Richtung verschoben, da sie sich von der mütterlichen Seite weniger an persönlichen Erwartungen, Träumereien und Wunschvorstellungen der Frau, sondern vielmehr an ärztlichen Befunden orientiert.

Dadurch, dass eine Option zum Schwangerschaftsabbruch besteht, wird noch stärker auf das Schwangerschaftserleben der Frau eingewirkt. Häufig wird eine enge Beziehung zum Ungeborenen abgewehrt, solange noch nicht klar ist, ob man das Kind behält. Durch diese ständigen Zweifel und Sorgen kann sich eine Frau um Wochen oder sogar Monate ihrer Schwangerschaft betrogen fühlen.

Ein weiterer wichtiger Punkt bei der ethischen Betrachtung pränataler Diagnostik ist die Bedeutung, die Menschen mit Behinderung dieser beimessen. Die vorliegende Arbeit zeigt, dass pränatale Diagnostik und selektive Schwangerschaftsabbrüche für viele Menschen, die mit einer Behinderung leben, durchaus wichtige Themen sind.

Behinderte empfinden die gesellschaftliche Billigung selektiver Schwangerschaftsabbrüche als diskriminierend, da diese auf ein bestimmtes Behindertenbild schließen lassen. Behinderung wird mit Leid gleichgesetzt, weshalb behindertes Leben als nicht lebenswert betrachtet wird. Dies bringt die Gefahr der Entsolidarisierung gegenüber behinderten Menschen mit sich. Vor allem aber fühlen sich viele Menschen mit Behinderung durch die allgemeine Auffassung, Behinderung sei ein zu vermeidendes Übel, in ihrem Selbstbild geschwächt.

Literatur

Monografien

Baumgärtner, Sandra (2003): Zu behindert für diese Welt? Reflexionen zur pädagogischen, gesellschaftspolitischen, medizinischen und ethischen Situation von Menschen mit Behinderung. Marburg: Tectum

Bühler, Erika / Schaefer, Wiebke (1997): Wird mein Baby gesund sein? Pränatale Diagnostik im Überblick – Methoden, Risiken, Konsequenzen. Verlag Kreuz

Dederich, Markus (2000): Behinderung – Medizin – Ethik: Behindertenpädagogische Reflexionen zu Grenzsituationen am Anfang und Ende des Lebens. Bad Heilbrunn: Klinkhardt

Gerdts, Jan (2009): Bedeutungen von pränataler Diagnostik für Menschen mit Behinderungen. Eine qualitative studie. Bochum/Freiburg: projekt verlag

Kurmann, Margaretha (2002): informieren – aufklären – beraten. Dokumentation der Kursreihe „Beratung im Kontext von Pränataldiagnostik" für die Fort- und Weiterbildung. Düsseldorf: Bundesverband für Körper- und Mehrfachbehinderte. Selbstverlag

Lux, Vanessa (2005): Die Pränataldiagnostik in der Schwangerenvorsorge und der Schwangerschaftsabbruch nach Pränataldiagnostik. Berlin: Institut Mensch, Ethik und Wissenschaft. Selbstverlag

Schindele, Eva (1992): Gläserne Gebär-Mutter. Vorgeburtliche Diagnostik – Fluch oder Segen? Frankfurt a.M.: Fischer

Stauber, Manfred/Weyerstahl, Thomas (2007): Gynäkologie und Geburtshilfe. Stuttgart: Thieme

Willenbring, Monika (1999). Pränatale Diagnostik und die Angst vor einem behinderten Kind. Ein psychosozialer Konflikt von Frauen aus systemischer Sicht. Heidelberg: Asanger

Beiträge in Sammelbänden

Bodes, Silvia (1999): Risiken und Nebenwirkungen. In: Kurmann, Margaretha/Wegener, Hildburg: Sichtwechsel. Schwangerschaft und Pränatale Diagnostik. Düsseldorf: Verlag Selbstbestimmtes Leben

Gembruch, Ulrich /Geipel, A./Berg, C. (2010): Schwangerschaftsabbruch: Rechtliche Regelungen und Durchführung. In: Gembruch, Ulrich / Rath, Werner /Schmidt, Stephan: Geburtshilfe und Perinatalmedizin. Pränataldiagnostik – Erkrankungen – Entbindung. Stuttgart: Thieme, S. 119-120